BEI GRIN MACHT SICH IHR WISSEN BEZAHLT

- Wir veröffentlichen Ihre Hausarbeit,
  Bachelor- und Masterarbeit

- Ihr eigenes eBook und Buch -
  weltweit in allen wichtigen Shops

- Verdienen Sie an jedem Verkauf

Jetzt bei www.GRIN.com hochladen
und kostenlos publizieren

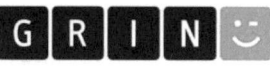

Bibliografische Information der Deutschen Nationalbibliothek:

Die Deutsche Bibliothek verzeichnet diese Publikation in der Deutschen National-bibliografie; detaillierte bibliografische Daten sind im Internet über http://dnb.d-nb.de/ abrufbar.

Impressum:

Copyright © 2020 GRIN Verlag
Druck und Bindung: Books on Demand GmbH, Norderstedt Germany
ISBN: 9783346194374

Dieses Buch bei GRIN:

https://www.grin.com/document/594282

Franziska Misch

Selbsthilfe für Pflegende während der Corona-Krise. Möglichkeiten für den selbstfürsorglichen Umgang und Nutzen von Supervision

GRIN Verlag

GRIN - Your knowledge has value

Der GRIN Verlag publiziert seit 1998 wissenschaftliche Arbeiten von Studenten, Hochschullehrern und anderen Akademikern als eBook und gedrucktes Buch. Die Verlagswebsite www.grin.com ist die ideale Plattform zur Veröffentlichung von Hausarbeiten, Abschlussarbeiten, wissenschaftlichen Aufsätzen, Dissertationen und Fachbüchern.

Besuchen Sie uns im Internet:

http://www.grin.com/

http://www.facebook.com/grincom

http://www.twitter.com/grin_com

Franziska Misch M.Sc.

Supervisorin & Coach (DGSv*) I Counselor

B.Sc. I M.Sc. Gesundheits-, Pflege- und Qualitätsmanagement

Exam. Gesundheits- und Krankenpflegerin

Chancen für Pflegende aus der Corona-Krise und der Nutzen von Supervision
Franziska Misch, M.Sc. I Supervisorin und Coach (DGSv*)

Inhalt

1. Einleitung

Die aktuelle Corona-Krise hat die Menschen auf der ganzen Welt fest im Griff. Binnen weniger Tage und Wochen hat sich das gewohnte Leben drastisch verändert. Kurzarbeit, Arbeitslosigkeit und Existenzängste für die einen, noch mehr Arbeit als vorher, extreme psychische Belastung und ein hohes eigenes gesundheitliches Risiko für die Anderen. Die Corona-Krise hat die Kraft, Menschen in Gruppen zu spalten, in viele Gruppen.

Die hier als zweite genannte Gruppe wird in diesem Artikel in den Blick genommen, ein Teil von ihnen, die Pflegenden in den Krankenhäusern, den Pflegeeinrichtungen und Ambulanten Pflegediensten. Sie sind es, die schon in den letzten Jahren unter dem starken Zeit- und Arbeitsdruck geächzt haben und die nun noch mehr als bisher an und über ihre Grenzen gehen, die eine noch stärkere psychische Belastung erleben als vorher und zusätzlich ein hohes gesundheitliches Risiko. Hinzukommen ethische Fragestellungen und eigene Ängste, die in dem Erleben der Corona-Krise und ihren vielfältigen Folgen nicht ausgeblendet werden können.

Selten wurde so viel über Pflegende gesprochen wie im Augenblick, selten erhielten sie so viel öffentliche Aufmerksamkeit und Anerkennung wie derzeit. Das mag Vielen etwas bedeuten und sie eine Weile motivieren, ihre Arbeit zu machen. Doch über die ohnehin stark angespannte Situation in der Pflege wird diese Anerkennung langfristig nicht hinwegtäuschen können. Kritische Stimmen werden laut, die eine angemessene Bezahlung in einem ersten Schritt verlangen. In einem zweiten wird gefordert, die Bedingungen in der Pflege zu verbessern. Was ausbleibt ist die Frage, was Pflegende selbst tun können, um die Situation im eigenen Sinne zu verbessern, statt weiter wie bisher auf Veränderungen im Außen zu hoffen und zu warten.

Mit dem hier vorliegenden Artikel soll ein Beitrag für Pflegende geleistet werden, indem Möglichkeiten der Hilfe und Selbsthilfe am Arbeitsplatz aufgezeigt werden.

Einen selbstfürsorglichen Umgang zu erlernen und sich so vor den Folgen von Erschöpfung, Resignation und Burnout zu schützen, ist eine Möglichkeit, die hier genauer beleuchtet wird. Zu diesem Zweck wird dargestellt, welche Bedeutung unbewusste Beziehungsdynamiken haben. Jedem Menschen liegt auf natürliche Weise die Kraft inne, selbstfürsorglich mit sich selbst umzugehen, doch v.a. frühe Sozialisationsprozesse, Rollenerwartungen, Strukturen in Systemen und andere konterkarieren diese auf der unbewussten Ebene. Die Folge kann sein, dass Menschen über ihre Grenzen gehen, um tiefliegende unerfüllte Bedürfnisse wie beispielsweise Anerkennung, Zuwendung oder Aufmerksamkeit zu bekommen. Das gesundheitliche Risiko, das aus diesem Verhalten häufig resultiert, wird oft nicht oder erst sehr spät wahrgenommen. Fehlen der Ausgleich im Privatleben, ist die Anerkennung individuell zu gering oder die Arbeitsbelastung über eine lange Zeit zu hoch, können Erschöpfung und Burnout die Folge sein[1]. Zum Schutz der Gesundheit oder zur Wiedererstellung ebendieser können die Auseinandersetzung mit der eigenen Rolle in Beziehungen sowie verinnerlichte Glaubenssätze und sabotierende Kernüberzeugungen nützen. Diese können in verschiedenen professionellen Beratungsformaten Thema sein. Im Kontext von Arbeit können sie im Rahmen von Supervision im Einzelsetting, in Gruppen oder in Teams reflektiert werden. Supervision kann als Hilfe zur Selbsthilfe Menschen unterstützen, Arbeit gesund zu gestalten und einen selbstfürsorglichen Umgang zu pflegen, mit dem Ziel, die Arbeitsfähigkeit zu erhalten und Zeiten der Krise zu meistern. Damit können alle Akteure im Gesundheitswesen etwas zur Verbesserung der Situation beitragen: Politiker*innen können die Kostendeckelung initiieren, Kostenträger können ein Budget für regelmäßige Supervision zur Verfügung stellen, Leitungspersonen ihre Mitarbeiter*innen aufklären und motivieren, Supervision in Anspruch zu nehmen sowie eine*n geeignete*n Supervisor*in auswählen. Leitungspersonen können die Organisation der Arbeit so unterstützen, dass freie Zeiten für Supervision vorhanden sind und die Pflegenden selbst können Supervision nutzen, um die eigene Arbeit gesund zu gestalten.

---

[1] Belardi 2015

Der Nutzen von Supervision im Allgemeinen im Gesundheitswesen ist an vielen Stellen hinreichend nachgewiesen[2], wenngleich Bezüge zur Gesundheit nur indirekt zu ziehen sind und denjenigen, die sie in Anspruch nehmen sollen, zu wenig bekannt. Um notwendige Bezüge herzustellen, wird die Definition von Gesundheit vorgestellt und auf die aktuellste von Bernhard Badura zurückgegriffen, in der er herausstellt, dass die Fähigkeit zur Problemlösung und die zur Gefühlsregulierung *Schlüssel* zur Gesundheit sind[3]. Beide können im Rahmen von Supervision Thema sei. In diesem Artikel werden je eine Methode zur Bearbeitung kurz vorgestellt.

2. Theoretische Grundlagen

2.1. (Unbewusste) Beziehungsdynamiken

Seit jeher wird im Gesundheitswesen, immer dann, wenn Probleme auftreten, gefragt, wer das zu verantworten hat. Politiker*innen schieben sich öffentlich die Schuld zu, Kostenträger verweisen auf sie oder die Akteure im Gesundheitswesen, Klinikleitungen und Pflegeheimbetreiber suchen schon lange die Verantwortung bei denjenigen, die die Kostendeckelung durch die Fallpauschalen eingeführt und umgesetzt haben oder bei denen, die vollstationäre Pflegeleistungen immer noch in dem Umfang bezahlen, wie sie mit der Einführung der Pflegeversicherung 1995 vereinbart wurden. Und die Pflegenden selbst? Sie suchen die Verantwortung bei den Vorgesetzten, die ihre Arbeit nicht richtigmachen, bei Angehörigen, die zu viel einfordern oder sie suchen die Schuld bei sich selbst. Diese destruktive Auseinandersetzung ist dominant, lösungsorientierte Ansätze sind selten. Ob der Umgang der Akteure in der Corona-Krise ein anderer sein wird, bleibt abzuwarten. Viele Branchen zeigen gerade, dass sie kreative Lösungen umsetzen und auch im Gesundheitswesen sind Ansätze zu beobachten. Über die Langfristigkeit dieser lassen sich derzeit keine Aussagen treffen.

Um die oben benannte Dynamik zu verstehen, ist es hilfreich, auf ein Modell zurückzugreifen, das erklären kann, wie Fragen nach Verantwortung und Schuld auf Menschen wirken. Das Drama-Dreieck der Transaktionsanalyse, das erstmals 1968 von Stephen Karpman beschrieben wurde, erklärt ein Muster menschlicher Aktion und Reaktion und damit verbundene Verhaltensweisen. Demnach *spielen*[4] die Beteiligten mit dem Hin- und Herschieben von Verantwortung, mit Schuldzuweisungen, Enttäuschungen und dem schlechten Gewissen, unbewusst um Nähe und Distanz zu regulieren. Die Akteure versuchen, damit Anerkennung, Wertschätzung und Aufmerksamkeit zu gewinnen[5]. In der Regel gibt es zwei rollentragende Personen, die sich in den Rollen *Opfer, Retter*in, Verfolger*in* hin und her bewegen und zwischen denen bestimmte *Regeln* (Rollenerwartung) gelten. Diese Rolle wird durch die Rollenträger unbewusst durch die Wahl einer Rolle übernommen, die in jedem *Spiel* neu verhandelt und vergeben wird. Jede Person kann in jede Rolle schlüpfen. Meist findet sie sich unbewusst in der gleichen Rolle wieder oder wechselt zwischen zwei Rollen. Das Drama in diesem *Spiel* zeigt sich im Konflikt, wenn eine Person die Rolle situativ verlässt und es binnen Sekunden zum Rollenwechsel kommt. Diese Dynamik kann durchbrochen und verlassen werden. Dafür ist es wichtig sie zu verstehen und sich der eigenen Verhaltensweisen und der bevorzugten eigenen Rolle(n) bewusst zu sein.

---

[2] Bspw. DGSv 2008: 9, Belardi 2018: 110f
[3] Badura, in: Pelikan et al. (Hrsg.) 1993
[4] vgl. Berne 2012
[5] Schlegel 2002: 44f, 263f

In den jeweiligen Rollen kommt es zu folgenden Verhaltensweisen:

Opfer-Rolle:
Die rollentragende Person soll für etwas verantwortlich gemacht werden oder für andere etwas erdulden. Das Opfer selbst übernimmt diese Rolle, wodurch es sich selbst als Opfer fühlt und betrachtet. Die anderen werden damit in ihren Augen Verfolger*in oder Retter*in und werden als verantwortlich dafür angesehen, dass es dem Opfer so schlecht geht. Das Opfer selbst glaubt, an der Situation nichts ändern zu können und gibt die Verantwortung für die Folgen des eigenen Handelns / Nicht-Handelns ab. In der Opfer-Rolle erleben Menschen Hilflosigkeit, Ohnmachtsgefühle und Spannung. Kontrollverlust, Anspannung und Stress sind häufig die Folge. Wenn es gelingt, diese Position zu verlassen, erleben Menschen Selbstregulation und Handlungsfähigkeit. Spannungen und Stresserleben werden reduziert. Eigenverantwortliches Handeln und die Wahrnehmung und Befriedigung eigener Bedürfnisse stärken das Selbstwertgefühl.

*Retter*innen-Rolle:*
In der Retter*innen-Rolle will die rollentragende Person aktiv helfen und die gesamte Verantwortung für die Situation und die Lösung übernehmen. Das geschieht aus sich selbst heraus oder als Reaktion auf die Erwartungshaltung des Opfers. Die Situation wird durch den/die Retter*in beherrscht und das Opfer im eigenen Verhalten kontrolliert. Rollenträger*innen erleben sich als diejenigen, die überall helfen wollen und sollen. Sie sind unverzichtbar und gehen über ihre Grenzen. Sie wollen die Situation kontrollieren. Es entsteht Abhängigkeit, die zu Konflikten führen kann. Wenn es gelingt, diese Position zu verlassen, kann belastungsbedingte Erschöpfung verhindert werden und die eigenen Ressourcen werden realistisch eingeschätzt. Konflikte können verhindert werden, weil Menschen sich nicht bevormundet und abhängig fühlen. Die Eigenverantwortung wird betont.

Verfolger-Rolle:
In der Verfolgerrolle wird das Opfer kritisiert, bestraft oder zur Rechenschaft gezogen und damit dessen Verhalten kontrolliert. Ein stetes Ringen um das, was richtig und falsch ist und darum, Macht zu haben und zu behalten, bestimmen das Erleben in dieser Rolle. Wenn es gelingt, diese Position zu verlassen, werden Spannungen reduziert, das Gefühl, für andere verantwortlich zu sein, Macht- und Kompetenzgerangel und daraus resultierende Konflikte werden weniger. Die Eigenverantwortung wird betont.

Hantke und Görges[6] haben das Drama-Dreieck in der Traumadynamik um zwei weitere Positionen ergänzt, um die des/der Mitwisser*in und um die Position der empathischen Zeugin. Sie nennen ihr Modell Trauma-Viereck. Die nachfolgende Grafik dient der Verdeutlichung der Rollen und der wechselseitigen Dynamik, in der jede Person jederzeit unbewusst aus der einen in eine andere Rolle wechseln kann.

---

[6] Hantke und Görges 2019: 35-46

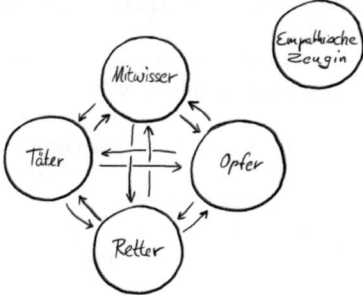

Abb. 1: Traumaviereck[7]

Rolle des/der Mitwisser*in:
In dieser Position werden belastende oder traumatisierende Situationen wahrgenommen, aber aus verschiedenen Gründen nicht eingegriffen, wobei es sich dabei nicht um eine bewusste Entscheidung handelt. In der Rolle erleben Menschen Hilflosigkeit, Angespanntheit und Kraftlosigkeit[8].

Rolle empathische Zeugin:
In dieser Position sind die eigenen Verstrickungen und bevorzugten Rollenmuster bekannt und werden in der beruflichen Tätigkeit außen vorgelassen. Die rollentragende Person handelt bewusst, wodurch sie sich vor Verstrickungen im Drama-Dreieck / Trauma-Viereck schützen kann bzw. wieder daraus lösen, sollte sie sich situativ verstrickt haben. Hantke und Görges nennen sie Profiposition und stellen sie als diejenige Position heraus, in der professionelles Arbeiten gelingt[9].

Die Schlussfolgerung bedeutet, professionelles Arbeiten im Pflegeberuf bedeutet, fürsorglich mit anderen Menschen <u>und</u> mit sich selbst umzugehen, die eigenen Kräfte realistisch einzuschätzen <u>und</u> sie den Anforderungen gegenüberzustellen, andere Menschen bei der Gesundung zu unterstützen <u>und</u> für die eigene Gesundheit zu sorgen, Empathie für hilfesuchende Menschen aufzubringen <u>und</u> für sich selbst. Viele hilfreiche Gedanken und Ansätze dazu, die über Jahrhunderte überliefert wurden, sind auch im Buddhismus zu finden, der auf vielfachen Wegen seit den 1950iger Jahren mit großem Erfolg Anwendung findet in der modernen Welt[10].

Das hier beschriebene *Spiel* aus dem Drama-Dreieck / Trauma-Viereck kann auf ganze Systeme und Personengruppen ausgeweitet werden. Organisationsanalytisch betrachtet verhalten sich ganze Gruppen von Menschen in bestimmten professionellen Rollen (z.B. Pflegepersonal, Ärzte, Klinikleitung) unbewusst auch in den oben genannten Rollen und erfüllen damit eine über Jahrzehnte, vielleicht Jahrhunderte geprägte und bislang nicht aufgelöste Rollenerwartung. Dazu einige Überlegungen und Annahmen zum Pflegeberuf:

- der Pflegeberuf ist als ein Assistenzberuf der Medizin geprägt
- die Pflege hat sich noch nicht hinreichend als eigenständige Profession neben der Medizin positioniert
- der starke Frauenanteil im Pflegeberuf beeinflusst die Beziehungsdynamik

---

[7] Hantke und Görges, Online: https://be-here-now.eu/selbstfursorge/traumaviereck [10.06.2019]
[8] Hantke und Görges 2019: 43f
[9] Ebd.: 45
[10] Eine Vertiefung zum Buddhismus und zur Achtsamkeit wird hier aufgrund der Ausrichtung auf das Drama-Dreieck / Trauma-Viereck nicht vorgenommen.

- die Berufsgruppe Pflege wird häufig als diejenige beschrieben, die sich selbst in der Opferrolle wahrnimmt
- sich für die eigenen Interessen stark zu machen, ist im Pflegeberuf wenig verbreitet
- die Anerkennung der eigenen Verantwortung ist wenig verbreitet
- Pflegende bevorzugen unbewusst die Rollen Retter*in und Opfer – Leitungspersonen, Politik, Kostenträger und das Gesundheitssystem sollen als Retter*in agieren und werden, wenn diese Erwartung unerfüllt bleibt, als Verfolger*in/Täter*in wahrgenommen
- Pflegende leugnen unbewusst die eigene Macht
- Das Drama-Dreieck zu verlassen und die Position der Empathischen Zeugin einzunehmen, kann die v.a. die psychische Gesundheitssituation Pflegender positiv beeinflussen.

2.2. Gesundheit

Gesundheit und das, wie wir Gesundheit begreifen, der *Gesundheitsbegriff*, ist gesellschaftlich und kulturell geformt. Er unterliegt einem historischen Wandel[11]. In sehr frühen Epochen war Gesundheit religiös geprägt und wurde als göttliche Fügung gesehen. Ab dem 15.-16. Jahrhundert wurde Gesundheit zunehmend als vom Menschen beeinflussbar angesehen und die Eigenverantwortung für die Gesundheit betont. Diese schwand zusehends unter dem Einfluss der Medizin und ihrer bahnbrechenden Erkenntnisse. Aus dieser Sicht entwickelte sich eine defizitorientierte *pathogenetische* Sicht, durch den sich der Gesundheitsbegriff in der Mitte des 19. Jahrhunderts in Richtung *Krankheit* wandelte. Gesundheit bedeutete nun rein die Abwesenheit von Krankheit und wurde zusätzlich stark körperbezogen wahrgenommen. Die psychische und die soziale Dimension wurden erst im späten 20. Jahrhundert hinzugezogen und der Gesundheitsbegriff erweitert. Der Medizinsoziologe und Stressforscher Aaron Antonovsky, der Vater der Salutogenese betonte in den 1970iger Jahren, die Prozesshaftigkeit von Gesundheit sowie die Bedeutung der psychischen und sozialen Dimensionen. Er ging vom Standpunkt der Gesundheit aus und nicht von Krankheit, indem er sich fragte, was Menschen gesund erhält[12]. In seinen Forschungen zum Stresserleben von Überlebenden im KZ und deren psychischer Gesundheit erkannte er, dass einige von ihnen das Grauen sogar bei guter seelischer Gesundheit überlebten. In der Weiterentwicklung definierte der bekannte Gesundheitswissenschaftler Bernhard Badura, der das Betriebliche Gesundheitsmanagement (BGM) in Deutschland in den letzten Jahrzehnten mitgeprägt hat, Gesundheit als „(…) *eine Fähigkeit zur Problemlösung und Gefühlsregulierung, durch die ein positives seelisches und körperliches Befinden – insbesondere ein positives Selbstwertgefühl – und ein unterstützendes Netzwerk sozialer 'Beziehungen erhalten oder wieder hergestellt wird.*"[13] Deutlich werden in dieser Definition die psychische und die soziale Dimension herausgearbeitet, was den Entwicklungen der letzten Jahre Rechnung trägt, da das psychische und soziale Wohlbefinden an Bedeutung gewinnen. Einher geht dies mit den Folgen von Technisierung und Digitalisierung, in deren Folge physische Belastungsfaktoren zurückgehen und psychische Belastungsfaktoren steigen. Seit Jahren schlagen Expert*innen deshalb Alarm. Die Zahl der Betroffenen psychischer Erkrankungen sowie die Anzahl der Krankheitstage steigen seit Jahren drastisch an. Längst sind Zusammenhänge zwischen arbeitsbedingtem Stresserleben und psychischen Erkrankungen bekannt. Besonders betroffen sind Menschen in psychosozialen Arbeitsfeldern und im Gesundheitswesen.

---

[11] vgl. Faltermaier 2017
[12] vgl. BZGA (Hrsg.) 2001
[13] Badura, in: Pelikan et al. (Hrsg.) 1993

2.3. Gesundheitssituation in Deutschland

Die Gesundheitssituation in Deutschland lässt sich mithilfe der jährlichen Gesundheitsbericht-erstattung der Krankenversicherungen prägnant darstellen. Hier wird jährlich Bericht erstattet über das Krankheitsgeschehen der Versicherten, beispielsweise über die Anzahl krankheits-bedingter Ausfalltage (AU-Tage). Diese sind differenziert nach bestimmten Diagnosegruppen dargestellt, was den Akteuren ermöglicht, gezielt Maßnahmen gegenzusteuern, die auf die Erhaltung und Förderung der Gesundheit ausgerichtet sind. In diesem Artikel werden zur Ver-deutlichung der Prägnanz des Themas psychische Gesundheit einerseits und, um diese sehr kurz darzustellen, die drei häufigsten Diagnosegruppen, die zu AU Tagen führen, benannt. Als Grundlage dienen die Daten der Techniker Krankenkasse (TK), da sie mit mehr als 10 Millio-nen Versicherten die größte Krankenkasse Deutschlands ist[14].

In der Berichterstattung der TK heißt es, dass der größte Anteil der Fehlzeiten mit insgesamt 18,8% der AU-Tage im Durchschnitt für die Versicherten auf psychisch bedingte Erkrankungen zurückzuführen ist[15]. Sie stehen damit erneut, wie in den letzten Jahren auch, an der Spitze der Fehlzeiten. Auf dem 2. Platz rangieren Muskel-Skelett-Erkrankungen. Am häufigsten füh-ren Atemwegserkrankungen zu Arbeitsunfähigkeit.

2.4. Gesundheit und Supervision

Abgeleitet aus dem nachweislichen Nutzen von Supervision[16] werden jene Aspekte darge-stellt, die einen Einfluss auf die Problemlösung und die Gefühlsregulierung haben. Supervision
- verbessert die *Kooperation* in Organisationen
- erhöht die *Konfliktfähigkeit* und vermindert Reibungsflächen in Arbeitsabläufen
- erhöht die *Kommunikationsfähigkeit* und fördert *Kommunikationsprozesse*
- unterstützt arbeitsbezogenes *Lernen*
- fördert die *Aufgabenorientierung* [Betonung der Sachebene]
- unterstützt das *Erkennen von Mustern* im beruflichen Handeln und erweitert die Hand-lungskompetenz [Individuum]
- fördert die *Problemlösefähigkeit*
- schafft *neue Sichtweisen* und eröffnet weitere/andere *Handlungsmöglichkeiten*
- hilft, zwischen *veränderbaren* und *nicht veränderbaren* Bedingungen zu unterscheiden
- führt zu einer *verbesserten Belastungsregulation*
- dient in vielen Branchen der *Burn-out-Prophylaxe*

Nach meiner Wahrnehmung werden explizite Zusammenhänge zwischen Supervision und Ge-sundheit eher nicht diskutiert. Die positive Wirkung von Supervision auf Gesundheit ist zwar unter Zuhilfenahme der obigen zwei Quellen möglich, erfordert allerdings eine tiefergehende Recherche sowie supervisorische Kompetenz. Damit handelt es sich um Spezialwissen, das einer bestimmten Personengruppe zugänglich ist. Ein niedrigschwelliger Zugang allerdings existiert zumindest für die Menschen im Gesundheitswesen nicht, wo Supervision flächende-ckend nicht etabliert ist. Veröffentlichungen, die Bezüge herstellen zwischen Supervision und

---

[14] Stand 01.03.2020, Online: https://www.krankenkassen.de/krankenkassen-vergleich/statistik/versi-cherte/aktuell/ [02.04.2020]
[15] TK (Hrsg.) 2020
[16] DGSv (Hrsg.) 2008: 9

Gesundheit fokussieren auf psychische Gesundheit und Burnout[17], Stressbewältigung[18], Kulturveränderungen durch Achtsamkeit[19] oder Betriebliches Gesundheitsmanagement (BGM)[20] oder sie reflektieren das Thema gesellschaftskritisch[21]. Damit ist ein Schwerpunkt gesetzt, der eine Reihe an Entscheidungen voraussetzt, bevor es einen Zugang gibt zu ebenjenem Fachwissen. Das erschwert den Einstieg ins Thema für diejenigen, die steigende psychische Belastungen am Arbeitsplatz erleben und wo Supervision eher nicht etabliert ist (z.B. Pflege, Lehrer*innen, Erzieher*innen), allerdings einen starken Nutzen haben könnte[22]. Supervision selbst vergibt sich damit die Chance, präventiv gesundheitsförderlich zu wirken.

3. Die Dynamik verlassen ↔ Gesundheit fördern

In der obigen Darstellung ist die unbewusste Drama-Dynamik zwischen Menschen, Gruppen, Systemen und Organisationen deutlich geworden. Zusammenhänge zwischen den einzelnen Rollen und Gesundheit wurden angedeutet. Weiterhin wurde deutlich, dass die Dramaturgie verlassen werden kann und auf der *Profiposition* ein gesundes Arbeiten möglich ist. Anhand der Hypothesen über die Dynamik im Pflegeberuf wurde die grundsätzliche Relevanz der Auseinandersetzung deutlich.

In der Corona-Krise erleben wir vielerlei eine besondere Situation, so auch im Gesundheitswesen. Selten wurde so viel über die Menschen im Gesundheitswesen und in der Pflege gesprochen, selten wurde deren Arbeit in derartiger Häufigkeit dargestellt, selten wurde Pflegenden eine so große Aufmerksamkeit zuteil wie derzeit. Sie werden als Helden auf den Balkonen beklatscht, von Politiker*innen mit einer Einmalzahlung bedacht und mit Überlegungen, die eine bessere Bezahlung vorsehen. Das alles soll dazu führen, dass sie durchhalten und Tag für Tag Menschenleben retten. Paradoxerweise handelt es sich dabei um diejenigen, die bislang als Opfer bezeichnet wurden, die Pflegenden, sie sollen jetzt die Retter*innen im Kampf um das Corona-Virus sein. Und sie spielen mit, halten durch Tag für Tag und kümmern sich um die ihnen anvertrauten Menschen, wenngleich der öffentlichen Presse auch wenige kritische Stimmen zu entnehmen sind. Aus den Opfern werden Helden. Endlich? Die lang ersehnte Anerkennung für viele! Doch wie lange wird die anhalten? Wird sie den Pflegenden auch zuteilwerden, wenn sie den Erwartungen nicht entsprechen können? Und wie lange können Pflegende unter den derzeitigen Bedingungen die ihnen zugedachte Retter*innen-Rolle durchhalten? Wie lange können und wollen sie andere eigene Bedürfnisse leugnen? Wie lange und können sie täglich über ihre Grenzen gehen? Und zu welchem Preis? Die Gesundheitsreporte der letzten Jahre zeigen deutlich die angespannte gesundheitliche Situation vieler im Gesundheitswesen tätigen. Häufig ließen sich schon vor der Corona-Krise deutliche Zeichen von Erschöpfung und Resignation erkennen. Gehen diese Menschen nun in der ihnen zugedachten Retter*innen-Rolle wiederum über ihre Grenzen, kann das verheerende Folgen haben. Erschöpfung durch die hohe Arbeitsbelastung und ausbleibende Phasen der Regeneration, Frustration, wenn z.B. notwendige Hilfsmittel oder Schutzausrüstung nicht vorhanden sind, Kraftlosigkeit durch die Doppelbelastung von Arbeit und Kinderbetreuung sind nur einige Beispiele. Manch einer wird sagen, es geht aktuell nicht anders. Mag sein. Denn die derzeitige Situation ist tatsächlich extrem angespannt. Ein System, in dem vorher schon viele Menschen an und über ihre Grenzen gegangen sind, wird nun weiter auf die Probe gestellt. Damit es

---

[17] Exemplarisch: Fengler 1994, Fengler & Sanz 2015
[18] Exemplarisch: Freitag-Becker et al. 2013
[19] Badura und Steinke 2011
[20] Exemplarisch: Hien; Krainz; Sanz et al.; Nolten; Jahn et al. 2017; Schubert 2015
[21] Exemplarisch: Schmidbauer 2017; Ehrenberg 2015
[22] Schwarz 2007, Wittich 2004

diese aushalten kann, braucht es Menschen, die langfristig dem bestehenden Arbeits- und Zeitdruck gerecht werden können.

Eine Möglichkeit dafür besteht darin, Selbstfürsorge zu betreiben, z.B. indem Pflegende sich der eigenen Drama-/Trauma-Dynamik bewusstwerden. Das sollte durch individuelle sowie durch organisationsanalytische Arbeit geschehen, mit dem Ziel, Arbeit so zu gestalten, dass sie unter den gegebenen Bedingungen Gesundheit erhalten kann. Denn nur wenn diejenigen, die jetzt jeden Tag Menschenleben retten, auch für sich selbst sorgen, werden sie sich langfristig um andere Menschen kümmern können. Wie das funktionieren könnte, wird anhand zweier möglicher Ansätze vorgestellt. Sie orientieren sich an der obigen Definition von Gesundheit von Bernhard Badura, in der er herausstellt, dass die Fähigkeit zur Problemlösung und die zur Gefühlsregulierung *Schlüssel* zur Gesundheit sind[23].

3.1. Problemlösung

Die Fähigkeit, Probleme zu lösen, trägt zur Förderung, Erhaltung und Wiederherstellung von Gesundheit bei. Probleme lösen zu können bedeutet, den eigenen Standpunkt zu vertreten, eigene Gefühle und Bedürfnisse wahrzunehmen und diese einzubeziehen. Es bedeutet aber auch, über kommunikative Fähigkeiten zu verfügen, beispielsweise um Probleme nachvollziehbar benennen zu können. Problemlösung setzt auch Verhandlungsgeschick voraus und einen gewissen Selbstwert, um sich für sich selbst stark zu machen. Problemlösung ist häufig Thema in der Supervision und kann hier beleuchtet werden. Auch kann Supervision selbst zur Problemlösung beitragen. Hilfreich ist beispielsweise die Auseinandersetzung mit der professionellen *Rolle*. Sie kann folgende positive Effekte haben:

- *Konfliktpotential* reduzieren und *Abgrenzung zum Schutz vor Überlastung* durch klare Zuschreibung von Kompetenzbereichen (für die rollentragende Person, im Team, auf der Führungsebene)
- *Chance auf eine faire bzw. gleichmäßige Arbeitsverteilung*
- *Aufgabenorientierung* verschafft Klarheit, gibt Sicherheit und ermöglicht Abgrenzung
- *Spannungen* infolge widersprüchlicher Vorgaben können frühzeitig ausgeräumt werden
- weitestgehende *Objektivierung* der helfenden Beziehung durch Gestaltung der professionellen Rolle (Haltung)

Die Reflexion der professionellen Rolle kann im Einzel-, in der Gruppe und im Team erfolgen. Je nach Setting unterscheidet sich die methodische Herangehensweise.

Im oben beschriebenen Drama-Dreieck lassen sich exemplarisch folgenden Nutzen, bezogen auf die Gesundheit, herausarbeiten:

- *Opfer*-Rolle*: In der Opfer*Rolle erleben Menschen Hilflosigkeit, Ohnmachtsgefühle und Spannung. Kontrollverlust, Anspannung und Stress sind häufig die Folge.
  Wenn es gelingt, diese Position zu verlassen, erleben Menschen Selbstregulation und Handlungsfähigkeit. Spannungen und Stresserleben werden reduziert. Eigenverantwortliches Handeln und die Wahrnehmung und Befriedigung eigener Bedürfnisse stärken das Selbstwertgefühl.
- *Verfolger*innen-Rolle:* In der Verfolger*innen-Rolle üben Menschen ständig Kritik aus und setzen andere herab. Ein stetes Ringen um das, was richtig und falsch ist und darum, Macht zu haben und zu behalten, bestimmen das Erleben in dieser Rolle.

---

[23] Badura, in: Pelikan et al. (Hrsg.) 1993

Wenn es gelingt, diese Position zu verlassen, werden Spannungen reduziert, das Gefühl, für andere verantwortlich zu sein, Macht- und Kompetenzgerangel und daraus resultierende Konflikte werden weniger. Die Eigenverantwortung wird betont.

- *Retter*innen-Position:* In dieser Rolle erleben sich Menschen als diejenigen, die überall helfen wollen. Sie sind unverzichtbar und gehen über ihre Grenzen. Sie wollen die Situation kontrollieren. Es entsteht Abhängigkeit, die zu Konflikten führen kann.

Wenn es gelingt, diese Position zu verlassen, kann belastungsbedingte Erschöpfung verhindert werden, die eigenen Ressourcen werden realistisch eingeschätzt. Konflikte können verhindert werden, weil Menschen sich nicht bevormundet fühlen. Die Eigenverantwortung wird betont.

3.2. Gefühlsregulierung

Gefühlsregulierung ist der zweite Baustein in Baduras Definition von Gesundheit. Im Kontext von Organisationen kann im Rahmen von Supervision das Aufspüren und Ersetzen hinderlicher Glaubenssätze und sabotierender Kernüberzeugungen sowie die Reflexion innerer Antreiber hilfreich sein. Hinderliche Glaubenssätze sagen uns, dass wir sehr viel von dem, was wir wollen, nicht dürfen. Das hat Auswirkungen auf die Gesundheit, wenn wir bspw. die Bedürfnisse anderer Menschen wichtiger nehmen als unsere eigenen und uns für diese verausgaben, während die eigenen Bedürfnisse brachliegen. Ständige Anspannung und Erschöpfung können die Folge sein. Sabotierende Kernüberzeugungen zeigen sich anhand negativer Gedanken und Urteile wie *Ich bin nicht gut genug. Ich bin machtlos.* oder *Ich bin nicht richtig.* Sie sind häufig mit tieferliegenden Themen wie Selbstwert, Zugehörigkeit, Kontrolle, Sicherheit, Erfolg sowie Liebe / Beziehung verbunden[24]. Die Situationen, in denen sie aktiviert werden und die zugrundeliegende Kernüberzeugung sind nicht bewusst, wirken sich aber auf das Verhalten in der Situation aus. Hier kann Supervision konkret einen wichtigen Beitrag leisten, indem sie fragt:

- Welche negativen Urteile über sich selbst und über andere werden thematisiert?
- Welchen Ursprung haben sie?
- Wann wurden diese Glaubenssätze geprägt?
- In welchen Situationen sind die Glaubenssätze entstanden?
- In welchen Situationen tauchen sie auf?
- Wie zeigen sie sich bezogen auf das Verhalten?
- Was wäre eine stimmige Alternative?

Hinderliche Glaubenssätze führen zu inneren Antreibern. Sie enthalten Botschaften zur Bewältigung des frühen Lebens, die einerseits hilfreich sind, weil sie bspw. gute Ergebnisse befördern, andererseits hinderlich sind, weil die Betreffenden selbst und dessen Gesundheit sabotieren. Innere Antreiber sagen *Sei schnell!, Sei stark!, Sei perfekt!, Streng Dich an! Mach es allen recht! Du bist nicht gut genug!* Dahinter stehen Glaubenssätze wie *Ohne Fleiß keinen Preis.* oder *Ich darf keine Fehler machen.* oder *Ich werde abgelehnt, wenn ich nein sage.* Hinderlich sind solche Glaubenssätze, wenn sie zur Überlastung führen, dazu, dass Menschen keine Hilfe suchen oder annehmen, wenn sie sich verbiegen, um anderen zu gefallen oder wenn sie immer wieder über ihre Grenzen gehen, weil sie ihre Ressourcen unrealistisch einschätzen oder weil sie nicht *nein* sagen können.

---

[24] Preisendörfer 2015

Die Arbeit mit hinderlichen Glaubenssätzen und sabotierenden Kernüberzeugungen ist zunächst eher für die Einzelsupervision geeignet. Sie setzt eine förderliche Beratungsbeziehung voraus. Bearbeitet werden sehr persönliche Themen, die auch therapeutischen Charakter haben können, was eine saubere Trennung des jeweiligen Settings unerlässlich macht. Dass die Arbeit seitens der Ratsuchenden häufig mit einer hohen Emotionalität verbunden sind und Gefühle von Ohnmacht oder Hilflosigkeit auslösen können, birgt seitens der Beraterin das Risiko, sich in der Rolle der Retterin zu verstricken und muss fortlaufend reflektiert werden. Im Team- oder Gruppensetting mit Glaubenssätzen zu arbeiten kann Sinn machen, wenn den Einzelnen diejenigen tieferliegenden sabotierenden Überzeugungen zugänglich sind, die sie in ihrer professionellen Rolle als Pflegende beeinflussen. Die Entwicklung einer gemeinsamen Feedbackkultur oder das gemeinsame Herausarbeiten alternativer Verhaltensweisen können beispielsweise Themen in Gruppen und Teams sein.

4. Abschlussbemerkung

Die Auseinandersetzung mit dem vorliegenden Thema liegt mir am Herzen. Sie ist auch ein persönliches Thema. In fast 20 Jahren Berufstätigkeit im Gesundheitswesen begleitet mich das Thema psychische Belastung und Burnout. Ich erinnere mich an meine Berufsausbildung, wo ich das erste Mal erlebt habe, dass eine Schwester geweint hat wegen der vielen Arbeit, ich erinnere mich an Phasen der eigenen Erschöpfung und Momente der Resignation. Ich wechselte häufig den Arbeitgeber oder den Arbeitsplatz, studierte und sattelte Fort- und Weiterbildungen auf, vor allem immer dann, wenn ich die Anspannung nicht mehr aushielt. Als ich feststellte, dass ich immer wieder das Gleiche erlebe, egal in welcher Rolle, suchte ich Unterstützung in der Supervision. Die Antworten, die ich dort fand, waren Reflexionsprozesse, die etwas tief in mir bewegten und die etwas mit mir zu tun hatten. Das überraschte mich zunächst, da ich davon ausging, Veränderungen seien von außen nötig, dann wäre alles gut. Das war es, was ich in meiner Sozialisation gelernt hatte, für meine Bedürfnisse sind andere Menschen zuständig und ich für deren. Die Veränderungen, die ich Schritt für Schritt initiierte, halfen und helfen mir, mich gesund zu verhalten. So kann ich heute wirksam mit anderen Menschen arbeiten und mit ihnen in eine professionelle Beratungsbeziehung gehen.

In Supervisionsprozessen im Gesundheitswesen erlebe ich viele Vorbehalte, Ängste und Befürchtungen, sich den eigenen inneren Prozessen zu widmen. Doch die eigene Erfahrung hat mich gelehrt, dass wir andere Menschen und die Umstände nicht verändern können. Doch das eigene Handeln und die eigene Reaktion können wir anpassen, wir können lernen uns bewusst verhalten und so unsere eigene Gesundheit erhalten. Durch die eigene Veränderung verändert sich auch etwas im System, das wiederum positiv auf die eigene Gesundheit wirkt. Es ist meine Überzeugung, dass die Menschen im Gesundheitswesen enorm profitierten, würden sie den eigenen inneren Prozess zulassen. Eine Möglichkeit dafür ist Supervision. Sie findet im Kontext der Organisation statt und nimmt die Person mit ihrer individuellen Haltung in den Fokus. Ein Schwerpunkt der Reflexion kann der in diesem Artikel aufgestellte Rahmen sein und in Form von Einzelsupervision, Teamsupervision, in der Arbeit mit Gruppen, in Workshops oder in Form von Schulungen umgesetzt werden.

Literaturverzeichnis

Belardi, N. 2015: Supervision für helfende Berufe, Lambertus Verlag: Freiburg im Breisgau

Berne, E. 2012: Spiele der Erwachsenen – Psychologie der menschlichen Beziehungen, Reinbek bei Hamburg: rororo Verlag

BZGA - Bundeszentrale für gesundheitliche Aufklärung (Hrsg.) 2001, Online: https://www.bzga.de/infomaterialien/fachpublikationen/forschung-und-praxis-der-gesundheitsfoerderung/band-06-was-erhaelt-menschen-gesund-antonovskys-modell-der-salutogenese/ [01.04.2020]

Badura, B.: Gesundheitsförderung durch Arbeits- und Organisationsgestaltung - Die Sicht des Gesundheitswissenschaftlers. In: Pelikan, J.; Demmer, H.; Hurrelmann, K. (Hrsg.) 1993: Gesundheitsförderung durch Organisationsentwicklung. Konzepte, Strategien und Projekte für Betriebe, Krankenhäuser und Schulen, Weinheim / München: JuventaVerlag: 20-33

Badura & Steinke 2011: Die erschöpfte Arbeitswelt: Durch eine Kultur der Achtsamkeit zu mehr Energie, Kreativität, Wohlbefinden und Erfolg!, Online: https://www.npg-rsp.ch/fileadmin/npg-rsp/Themen/Fachthemen/Badura_2011_erschoepfte_Arbeitswelt.pdf [01.06.2019]

DGSv - Deutsche Gesellschaft für Supervision (Hrsg.) 2008: Der Nutzen von Supervision. Verzeichnis von Evaluationen und wissenschaftlichen Arbeiten, Online: https://d-nb.info/1006968954/34 [02.04.2020]

Ehrenberg, A. 2015: Das erschöpfte Selbst: Depression und Gesellschaft in der Gegenwart, Frankfurt / New York: Campus Verlag GmbH

Faltermaier, T. (2017). *Gesundheitspsychologie (2. Aufl.)*. Stuttgart: Kohlhammer.

Freitag-Becker, E. Rudolph, Ch., Klinkhammer, M. 2013: Von der Stressbewältigung zur betrieblichen Gesundheitsförderung.

Hantke und Görges 2019: Ausgangspunkt Selbstfürsorge: Strategien und Übungen für den psychosozialen Alltag, Paderborn, Junfermann Verlag

Preisendörfer, P. 2015: Glaubenssätze und Überzeugungen: Von mentaler Selbstsabotage zu innerer Stärke und Ausstrahlung, Oberstdorf: Windpferd

Schmidbauer, W. 2017: Raubbau an der Seele: Psychogramm einer überforderten Gesellschaft, oekom Verlag München

Schubert, F.-C. 2015: Auswirkungen moderner Arbeitsbedingungen auf die psychische Gesundheit – Zusammenhang und präventive Maßnahmen, Online: https://www.resonanzen-journal.org/index.php/resonanzen/article/view/367, 01.12.2018

Schwarz, C. & Schwarz, St. 2016: Schluss mit Psychospielchen, München: dtv Verlag

Supervision MENSCH.ARBEIT.ORGANISATIONEN; Jahrgang 35, Heft 4.2017: Arbeit und Gesundheit – Fragen Sie Ihren Coach oder Supervisor:

Hien, W. : Psychische Arbeitsbelastungen tragen erheblich zu chronischen Erkrankungen bei 4-11

Krainz, E. E. : Organisationen als Gesundheitsrisiko: 14-21

Sanz, A., Steinhardt, K., Tatra, V.: Der leidige Umgang mit dem Leid von Mitarbeiter_innen: 22ff

Nolten, A.: Betriebliches Gesundheitsmanagement (BGM) – Modeerscheinung oder Erfolgskonzept: 36-42

Jahn, R., Nolte, A., Weigand, M.: Standpunkt, Supervision: Königsweg für Prävention und Gesundheitsförderung

Schlegel, L. 2002: Handwörterbuch der Transaktionsanalyse, 2. Auflage, Online: http://www.mko-akademie.de/downloads/handbuch-der-transaktionsanalyse.pdf, Abruf: 17.02.2018

Schwarz, R. 2007: Supervision in der Pflege, Leitfaden für Pflegemanager und -praktiker, Verlag Hand Huber: Bern

Wittich, A. 2004: Supervision in der Krankenpflege: Formative Evaluation in einem Krankenhaus der Maximalversorgung, Inaugural-Dissertation zur Erlangung der Doktorwürde der Philosophischen Fakultäten der Albert-Ludwigs-Universität, Online: https://www.freidok.uni-freiburg.de/fedora/objects/freidok:1368/datastreams/FILE1/content [22.03.2019]

BEI GRIN MACHT SICH IHR WISSEN BEZAHLT

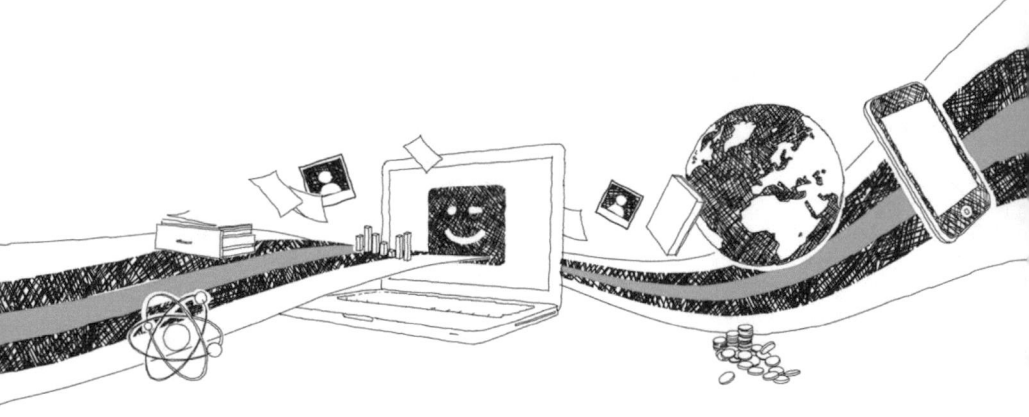

- Wir veröffentlichen Ihre Hausarbeit,
  Bachelor- und Masterarbeit

- Ihr eigenes eBook und Buch -
  weltweit in allen wichtigen Shops

- Verdienen Sie an jedem Verkauf

Jetzt bei www.GRIN.com hochladen
und kostenlos publizieren

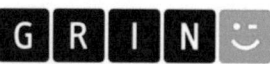